DE
L'INFECTION PUTRIDE

ET DU

PANSEMENT DES PLAIES.

DE

L'INFECTION PUTRIDE

ET DU

PANSEMENT DES PLAIES

PAR

LE Dr FÉLIX BRON,

CHEVALIER DE L'EPERON D'OR,

Chef de clinique chirurgicale, lauréat de l'École de médecine,
Ancien interne des hôpitaux de Lyon, membre de la Société impériale de médecine de Bordeaux,
De la Société des sciences médicales de Lyon,
De la Société de médecine et de chirurgie de Montpellier.

PARIS

IMPRIMERIE DE AD. R. LAINÉ ET J. HAVARD,

· RUE DES SAINTS-PÈRES, 19.

1863

DE

L'INFECTION PUTRIDE

ET DU

PANSEMENT DES PLAIES.

L'infection purulente depuis longtemps préoccupe les chirurgiens au plus haut degré. Si jusqu'à présent cette terrible complication des plaies n'a pu être enrayée dans sa marche et guérie, c'est qu'elle n'a jamais été étudiée dans tous ses éléments. Son traitement, tout empirique, ne s'est attaché qu'à des symptômes consécutifs, résultat d'un fait déjà accompli ; aussi n'a-t-il laissé après lui que le découragement.

L'École lyonnaise ne s'est pas laissé abattre : elle touche actuellement au but. En prenant la plume pour prouver qu'on peut arriver à un résultat, je n'ai pas d'autre ambition que de rendre justice à mes maîtres, à qui revient le mérite d'avoir pénétré le secret de cette maladie. En répandant leurs idées et en ajoutant mes preuves à celles qu'ils ont données eux-mêmes, je crois faire une chose bonne et utile. Et si je parviens à donner cette conviction, qu'on peut prévenir le mal dans la presque totalité des cas, je regarderai ce résultat seul comme un vrai service rendu.

§ I.

Quand une plaie vient de se produire, bien des accidents peuvent entraver sa marche et bien des complications peuvent lui donner une gravité qu'elle n'a pas dans le principe. Elle peut, selon sa forme et ses dimensions, se cicatriser immédiatement; mais souvent aussi elle suppure. Des conditions particulières favorisent chez certains malades la cicatrisation, et, chez d'autres, la suppuration. L'inflammation chez quelques-uns amène ce résultat, tandis qu'une disposition individuelle l'empêche chez d'autres.

Les personnes affaiblies sont plus prédisposées que les autres aux suppurations. C'est un fait reconnu, et cette disposition qu'on observe chez elles est le résultat le plus habituellement d'une mauvaise hygiène. Les privations, la malpropreté et surtout l'impression du froid humide produisent des résultats analogues. Dans l'enfance, ils engendrent la scrofule; dans l'âge adulte, ils produisent des abcès et la diathèse purulente qui peut être considérée, jusqu'à un certain point, comme une nuance de la diathèse scrofuleuse.

Les constitutions médicales jouent aussi un rôle important dans cette étude étiologique. C'est en automne, comme le fait remarquer M. Frestier (*Thèse inaug.* p. 24), que la crase du sang est altérée; c'est aussi à cette époque qu'on observe les suppurations les plus rebelles. A l'appui de l'influence saisonnière et de la constitution médicale, il cite ce fait communiqué par Ozanam : « Pendant l'espace d'un petit nombre de jours, 10 à 12 environ, M. le professeur Cloquet avait pratiqué 7 amputations de divers membres dans les salles de l'hôpital de la Faculté. Dans le même temps, une épidémie de la fièvre purulente régnait dans les salles presque contiguës. Tous les amputés de M. Cloquet furent atteints d'infection purulente !..... »

Voici, entre mille, une preuve de l'influence générale, que personne ne révoque en doute et sur laquelle je crois inutile d'insister. Mais nous ne devons pas perdre de vue les influences locales. Elles ne sont pas toujours secondaires. Elles ont, au contraire, une importance primitive et des plus directes dans la majorité des cas.

Bien des causes agissent qui sont indépendantes du malade et dont le chirurgien peut empêcher l'effet. Je ne veux pour preuve que l'air atmosphérique. Ne change-t-il pas l'état d'une plaie ? — Il n'est plus personne, à présent que nous connaissons l'innocuité des opérations sous-cutanées, qui ne le considère comme nuisible. Mais il n'agit pas seulement sur la plaie, il agit aussi sur le pus. Un abcès par congestion est loin d'avoir la même gravité avant et après son ouverture. Tant que le pus est renfermé dans la poche qu'il s'est formée, il ne se manifeste jamais aucun accident. Il n'est pas, par sa nature, contraire à la santé, puisque les globules sont les mêmes que ceux du sang. S'il est toujours resté à l'abri du contact de l'air, il peut même être résorbé sans que pour cela il survienne d'accident. Que cette poche, au contraire, vienne à s'ouvrir et qu'elle communique directement avec l'air extérieur, immédiatement le pus s'altère et devient fétide. — M. Bonnet, dans un mémoire presque exclusivement chimique, publié en 1847, sur le pus, démontre qu'il contient alors de l'ammoniaque et de l'acide sulfhydrique. — Le pus peut donc, par le fait seul de sa décomposition, devenir nuisible à la plaie qu'il baigne et être cause de nouveaux accidents dont il est à son tour le point de départ.

Deux choses peuvent arriver dans ces conditions. Ou les produits fétides qui sont le résultat de la décomposition, non-seulement du pus, mais encore du sang et de la sérosité qui sont à la surface de la plaie, peuvent être absorbés, comme après une inoculation, et donner lieu à une *infection putride;* — ou bien le sang, privé de quelques-unes de ses propriétés normales, et devenu plus fluide, s'extravase dans certains organes de l'économie et forme, en vertu d'une cause générale qui nous est inconnue, des abcès qui constituent ce qu'on appelle l'*infection purulente.*

Il serait important de distinguer ces deux maladies, puisqu'on peut guérir la première et qu'on ne peut rien contre la seconde. Mais les symptômes de l'une et de l'autre présentent souvent peu de différence; beaucoup sont communs aux deux formes d'infection.

Pour nous fixer, je vais esquisser à grands traits ce qu'on observe, en faisant ressortir les nuances qui les différencient dans le principe.

Tout d'abord il se manifeste un frisson qui se renouvelle à des intervalles irréguliers. Il est plus marqué dans l'infection purulente; il se prolonge davantage et est accompagné d'un malaise persistant et mal défini. Dans une période plus avancée, ce sont de véritables accès de fièvre qui se renouvellent le plus habituellement avec le type quarte.

Le faciès est grippé et prend une teinte jaunâtre. Il est terreux quand il est dû à la putridité; ictérique quand l'infection purulente existe.

La peau est tantôt poisseuse, tantôt sèche; toujours brûlante.

Elle répand une odeur désagréable (Bérard). Souvent elle se couvre de sudamina et de plaques gangréneuses.

La langue est sèche et rugueuse, la soif ardente. Il y a de la diarrhée, et les selles sont d'une fétidité extrême.

L'urine est souvent albumineuse (Frestier), ce qui indique l'élimination des éléments du pus par les sécrétions.

Le pouls, ample dans le début, devient bien vite petit et fréquent.

Le malade est souvent en proie à des rêvasseries sans que pour cela son intelligence soit altérée. Dans quelques cas, il survient à la fin un subdelirium. Après avoir traversé une période d'agitation, qui n'est généralement jamais bien forte, il tombe dans la prostration et succombe.

La plaie, dans le début, est blafarde et la suppuration diminue. Si elle était en train de se cicatriser, les lèvres deviennent flasques et se séparent.

N'est-ce pas là, à s'y méprendre, le tableau d'un empoisonnement? Quand on place un poison sur une plaie, il est absorbé; et des symptômes, à peu près les mêmes, se manifestent plus ou moins rapidement selon que l'absorption se fait plus ou moins vite, — et sans que nous puissions, dans tout ce travail d'absorption, découvrir rien qui nous démontre la pénétration de la matière toxique dans tout le système.

Ce qui a lieu pour le poison a lieu pour le pus. Nous avons vu que sous la dépendance de l'air il devenait fétide et se chargeait d'ammoniaque et d'acide sulfhydrique. Le pus est donc un poison. Et nous ne pouvons en douter, quand nous voyons que les malades, dont la plaie est dans ces conditions, rendent des selles fétides et des urines alcalines et sulfureuses.

Cette résorption putride ne suffit généralement pas pour produire des abcès métastatiques, mais elle a une influence évidente sur la marche des plaies ; car aucune adhésion n'a lieu, et le coagulum qui eût pu, dans toute autre circonstance, oblitérer les ouvertures béantes des vaisseaux, s'altère et disparaît (Bonnet, 1855) : nouvelle condition bien fâcheuse, puisqu'elle empêche toute inflammation adhésive. Elle facilite, par ce fait, l'infection purulente.

L'infection putride, tout en différant beaucoup de l'infection purulente, lui est donc intimement unie. Ces deux formes d'infection se succèdent souvent, et ce n'est qu'en empêchant la première qu'on prévient la seconde.

Voici un fait que je retrouve dans mes notes et qui vient bien à l'appui de ce que j'avance :

Le 20 octobre 1861, j'ai été appelé à donner des soins, concurremment avec le docteur E. Carrier, à Mme M..., rue des Archers. Il venait de se produire, à la suite d'un accouchement laborieux, un renversement complet de l'utérus, avec une hémorragie foudroyante. L'utérus a été replacé avec bonheur, et nous avons porté tous nos soins à arrêter la perte qui déjà avait mis la malade, à plusieurs reprises, dans un état de syncope inquiétant.

Pendant plusieurs jours la métrorragie a reparu malgré l'emploi des moyens généralement usités en pareille circonstance ; et, pour éviter toute nouvelle cause d'affaiblissement, nous avons été réduits à faire le tamponnement.

Ce moyen a arrêté tout écoulement sanguin ; mais les bourdonnets se sont bien vite imprégnés de mucus vaginal, de mucus utérin, de sérosité et de sang et ont répandu une odeur infecte que masquaient difficilement les couvertures du lit.

Nous les avons enlevés le deuxième jour. Mais une nouvelle perte nous a forcés d'en replacer d'autres. Notre intention était de les laisser deux ou trois jours au plus ; mais la famille, effrayée de l'affaiblissement de la malade, qui était réduite au dernier degré de l'anémie, a insisté auprès de nous pour laisser les choses en place tant qu'il n'y aurait pas nécessité de les enlever. Nous n'avons rien touché pendant six jours.

Pendant ce laps de temps, Mme M..., qui partageait les craintes de son entourage, n'osait se plaindre de l'odeur qui s'exhalait de dessous ses couvertures ; elle s'est affaissée davantage et a perdu rapidement le courage qui lui restait.

Elle nous a présenté tous les symptômes d'une infection putride. Elle a eu trois frissons, et la peau, continuellement sèche et chaude, a pris rapidement une teinte pâle et terreuse. Le quatrième jour, elle a été en proie à des rêvasseries continuelles : elle ne revenait à elle que lorsqu'on fixait son attention par une question courte et précise.

Le septième jour, nous avons enlevé définitivement les bourdonnets de charpie, et nous avons fait une injection avec du perchlorure de fer étendu d'eau. Mme M..., qui avait été réduite au repos le plus absolu, a été mise ensuite dans un lit propre et dans une chambre aérée.

Nous avons prescrit en même temps un régime analeptique.

Ces premiers soins de propreté seuls ont amené une amélioration immédiate. Mme M... a repris de l'appétit, et sous l'influence des antiseptiques qu'on a employés localement, l'odeur a disparu complétement. — Depuis ce moment, nous n'avons plus eu à lutter contre aucun accident, et Mme M... s'est rétablie rapidement. Le 15 novembre, elle a repris ses occupations journalières.

Voici un autre fait :

Mozelle, âgé de quarante-neuf ans, est entré à l'Hôtel-Dieu, salle Saint-Philippe, n° 7, le 25 septembre 1860. Il avait un goître cystique énorme. Son volume donnait au cou une circonférence égale à celle de la tête (59 centimètres). Il datait de six ans.

Ce goître a été attaqué par la cautérisation avec le chlorure de zinc, dont on a fait cinq applications avant d'arriver au kyste. Quand l'escarre de la cinquième cautérisation est tombée, il est sorti un liquide noirâtre exhalant une odeur désagréable, et que le pansement ordinaire avec de la charpie n'a pu enlever. Mozelle a perdu rapidement l'appétit. Sa langue s'est épaissie ; sa figure a pris une teinte jaune terreux ; ses yeux se sont excavés ; les bords de la plaie sont devenus blafards. Mozelle était abattu, et tout présageait une fin prochaine qu'on ne pouvait attribuer qu'à la résorption putride.

M. Barrier, alors chef de service, a donné une large issue à ce liquide et a fait pratiquer à deux reprises, dans la journée, des injections dans le foyer même avec du baume de Commandeur, puis avec du perchlorure de fer étendu d'eau.

La mauvaise odeur s'est dissipée. L'appétit est revenu, et la figure de Mozelle a repris une couleur et une expression normales au bout de peu de jours.

La santé générale s'est rétablie ; le goître a parfaitement guéri.

Ces deux observations me paraissent concluantes. Je n'en citerai pas d'autres, elles ne prouveraient rien de plus : ce sont deux types d'infection putride.

Ces deux malades auraient certainement succombé, empoisonnés par l'odeur et la putridité, si un pansement désinfectant ne fût venu à temps changer toutes les conditions locales. La mort occasionnée par cette complication est fréquente. Je n'aurais besoin pour le prouver que de puiser dans les paquets d'observations recueillies dans les hôpitaux ; mais personne que je sache ne le révoque en doute. Qu'on admette à présent que ces deux malades eussent été abandonnés à eux-mêmes, n'étaient-ils pas dans les conditions les plus favorables pour donner lieu à une infection purulente ?

§ II.

Depuis longtemps on a pensé avec raison que le pus des plaies jouait le principal rôle dans la production des abcès métastatiques, et que ces abcès dépendaient d'une altération du sang ; seulement on ne s'est pas accordé sur la théorie de ce fait, et bien des explications ont été données ; je n'ai pas à en faire ici l'historique. Disons cependant que la doctrine de l'absorption du pus en nature n'est pas généralement acceptée, et que l'idée d'une phlébite, qui paraissait être la plus accréditée auprès des chirurgiens, est fortement controversée depuis que Teissier l'a combattue. Elle n'est pas cependant complétement abandonnée. On pense généralement aujourd'hui que le pus de la plaie agit par action catalytique sur le sang dont il change les propriétés, et que c'est en vertu d'une cause générale, qui nous est inconnue, que le sang s'infiltre dans certains organes et amène successivement le ramollissement de la trame organique, l'infiltration purulente, la collection du pus, et la circonscription du foyer.

Pour que le pus de la plaie agisse sur le sang, il faut que ce pus ait subi une modification particulière. On peut donc se demander si c'est la plaie modifiée par des circonstances extérieures qui agit sur le pus, ou si c'est une cause interne venant de l'individu qui agit sur la plaie. La plaie peut être modifiée par des agents extérieurs : le pansement, l'air, par exemple. L'économie, de son côté, peut être modifiée par toutes les circonstances contraires à l'hygiène. L'idiosyncrasie individuelle peut avoir aussi son action, et sous ces influences générales il peut survenir des modifications locales. On voit donc que l'état pathologique n'est jamais simple, et que si une cause locale agit sur la plaie, une cause générale agit aussi.

Si on injecte du pus dans les veines, on provoque tous les symptômes d'une résorption purulente. Et cependant, au bout de huit
à dix heures, moment où les premiers symptômes se manifestent,
on ne retrouve plus de pus. Il est possible que le globule purulent disparaisse par liquéfaction, je l'ignore; qu'il détermine une
altération du sang par action moléculaire catalytique, et que ce
soit à la suite de cette influence que surviennent les symptômes
généraux de la résorption purulente. Cette théorie peut laisser à
désirer; il ne répugne cependant pas de l'admettre : c'est celle de
l'inoculation en général, et personne que je sache ne révoque en
doute les modifications qui surviennent après une simple piqûre
qui introduit dans l'économie une gouttelette de virus; eh bien !
au lieu de l'injection de pus dans le sang, nous avons une plaie
qui joue exactement le même rôle, puisque les liquides qui la recouvrent sont, par le fait, en communication avec l'économie. Ils
agissent donc sur le sang et doivent changer ses propriétés; le
sang, modifié ainsi, circule et va s'infiltrer dans tous les tissus, et
de préférence dans ceux où le système sanguin veineux est le plus
abondant, et qui, par leur structure, leur propriété vitale, présentent des circonstances plus favorables. Aussi est-ce dans les
poumons, le foie, la rate, le cerveau, les reins, les corps spon-
gieux de la verge et le plexus veineux du petit bassin, qu'on ren-
contre le plus souvent les abcès métastatiques.

On ne peut nier cependant l'influence de la phlébite, puisqu'on
a retrouve dans la majorité des autopsies; et les observations de
Teissier, qui lui ont enlevé un moment toute son importance ,
n'ont abouti qu'à susciter des démonstrations plus rigoureuses.
En considérant cette question sous son aspect mécanique, on voit
bien qu'en injectant du pus dans les vaisseaux on arrive à provo-
quer des accidents d'infection et des abcès multiples, et que ces expériences réussissent mieux en injectant les artères de préférence
aux veines. Voilà bien une preuve que les abcès peuvent être
provoqués par l'absorption directe du pus. Mais les expériences de
MM. Gamgé et Faivre démontrent que les abcès qu'ils occasionnent ainsi sont plus considérables que le pus injecté. Cela ne
donne-t-il pas à penser que ce n'est pas le pus même qu'ils ont
injecté qu'ils ont retrouvé, mais bien du pus de nouvelle formation? Cela rentre alors dans l'ordre d'idées que nous venons d'é-
mettre. La phlébite produit une modification analogue à celle que
produit le virus et que produit la plaie; et puisqu'il y a inflammation et suppuration, les mêmes modifications doivent exister

dans le sang. Il nous est donc impossible de voir dans l'infection purulente une action simple, puisqu'en suivant de près tout ce qui se passe, on voit que le trouble fonctionnel du système nerveux prédomine, et que l'état général précède et détermine les lésions qu'on constate.

Pour que l'infection se produise, il faut le concours de circonstances nombreuses et contraires au bien-être du blessé. Cela est si vrai, que c'est surtout chez les malades qui ont éprouvé des émotions vives, qui ont pris froid, qui ont fait des écarts de régime, etc., qu'on voit survenir une fièvre pernicieuse qui en marque le début. Je ne veux, pour preuve de cette dernière assertion, que rappeler ce que tout le monde sait et voit. Quand un malade est sous l'influence d'une résorption purulente, on remarque chez lui des phénomènes de plusieurs ordres : 1º L'abaissement de la chaleur vitale : il éprouve des frissons ; 2º il a de la fièvre.

L'abaissement de la chaleur vitale s'observe à la suite de tout traumatisme ; il est d'autant plus marqué que la plaie est plus étendue, qu'elle est contuse ou produite par une arme à feu. C'est là un effet primitif que les gens du monde connaissent, et qu'ils combattent en donnant au blessé des boissons stimulantes, en même temps qu'ils le couvrent davantage pour lui rendre la chaleur. Bientôt après survient un mouvement fébrile et une chaleur anormale : le malade montre une grande sensibilité à toute cause qui tend à la diminuer.

Je suppose qu'il se soit fait une résorption de pus en très-petite quantité ; si le malade est dans de bonnes conditions, ce pus peut, à la rigueur, être éliminé par les seuls efforts de la nature, et la fièvre continue qui s'empare du blessé facilite cette élimination. Mais qu'un refroidissement, une indigestion, une émotion morale, survienne, cette élimination est troublée, le frisson se manifeste, et après lui tous les symptômes de l'infection. D'après M. Bonnet, cette fièvre est ce qu'il y a de plus essentiel ; c'est un des phénomènes réparateurs qu'il faut respecter et favoriser. Elle n'est pas, dit-il, le résultat de causes irritantes, mais l'effet de la nature conservatrice « qui, impuissante à rétablir la chaleur par le procédé normal, met en jeu un procédé morbide dont la cause est anormale, mais dont l'existence est un bien » (Bonnet, 1851). Si l'organisation languit, elle devient impuissante à se débarrasser des produits morbides qui ont été absorbés ; c'est à cette impuissance, qui n'est elle-même qu'une conséquence du trouble apporté dans les fonctions éliminatrices, qu'est due la résorption. Je considère donc comme d'une importance extrême de tenir toujours très-chaudement le blessé ; et M. Bonnet, pour appuyer cette idée, dit, dans son Mémoire sur la résorption purulente (*Gaz. médic. de Lyon*, 1855), « qu'à l'époque où on lavait à grande eau les salles carrelées de l'Hôtel-Dieu, il était rare qu'un grand nombre de blessés ne fussent pas pris d'accès de fièvre qui annonçaient chez eux la résorption purulente et présageaient une mort prochaine. » Je suis d'autant plus porté à accepter cette théorie, que les expériences de M. Faivre nous prouvent que les animaux chez lesquels on injecte du pus dans les veines se rétablissent spontanément, dans la majorité des cas, après avoir éprouvé quelques malaises passagers. Il faut croire que ce pus, peu abondant d'ailleurs, a été rejeté par un émonctoire qui nous échappe, et que le mouvement fébrile, favorisé par une douce chaleur à la peau et par un grand calme moral, joue ici un rôle important en favorisant l'élimination. J'émettrais cette opinion avec assurance si chez les animaux le moral influençait le physique et si, en les refroidissant, on parvenait à produire chez eux les mêmes accidents que nous remarquons chez l'homme. J'ignore si ces expériences ont été faites. Dans tous les cas, cet ordre de choses est si constant chez tous les blessés, que je reste convaincu que l'abaissement de la chaleur vitale est souvent, et quelle qu'en soit la cause, le point de départ de l'infection purulente.

§ III.

Tous les accidents et toutes les opérations ne prédisposent pas au même degré à l'infection purulente; les plaies ne présentent pas toutes les mêmes caractères. Voyons l'influence qu'exercent leur mode de production et leurs pansements.

Prises à leur début, les plaies n'ont pas toutes la même gravité. Si elles sont anciennes, bien des considérations s'ajoutent à leur tendance première ; celles qui sont produites par un instrument tranchant sont bien plus graves, au point de vue qui nous occupe, que celles qui résultent d'un écrasement linéaire ou que produit une cautérisation. Dans la première catégorie, tous les vaisseaux absorbants sont coupés, et le pus sécrété se trouve en contact immédiat avec leur orifice béant. Dans la seconde catégorie, ces orifices sont oblitérés avant que le pus, la sérosité ou même la sanie aient eu le temps de se produire. A la chute de l'escarre, il existe une vraie barrière à l'absorption, et c'est de la lymphe plastique et non un coagulum imparfait qui fait adhérer le caillot aux membranes veineuses. La méthode ou le genre d'accident ne sont donc pas chose indifférente au point de vue de l'innocuité. Bien plus, et cela ressort des expériences que M. Bonnet a faites avec M. Rey, non-seulement une plaie cautérisée absorbe moins de matières putrides, mais encore ces matières qui sont répandues à sa surface sont moins altérables. Cette double condition est importante à signaler, parce qu'elle nous amène à cette conclusion : que l'intoxication purulente devient presque impossible si la cautérisation a été bien faite.

Ce que nous disons de la cautérisation s'applique en partie à l'écrasement linéaire et à la ligature, qui rentrent, à ce point de vue, dans la même classe de plaies.

La cautérisation a conquis parmi nous le premier rang dans les méthodes opératoires, et peu de chirurgiens contestent sa supériorité comme préventive de la résorption putride. Tous les caustiques toutefois ne présentent pas les mêmes priviléges, et puisque nous avons dit que les produits de sécrétion qui survenaient après la cautérisation se putréfiaient moins facilement, nous devons avouer aussi que les caustiques qui enlèvent toute odeur sont préférables aux autres. Les caustiques métalliques jouissent de cette propriété au plus haut degré; et, contrairement aux caustiques fluidifiants, ils forment une escarre sèche qui peut très-aisément être limitée et enlève à la plaie toute la sanie qui la recouvre.

Cette supériorité de la cautérisation faite avec les chlorures, et dans de bonnes conditions, est pour nous un fait acquis depuis les travaux et surtout les leçons cliniques de Bonnet. Mais elle ne peut toujours être faite. Que faire alors?

§ IV.

Nous venons de voir que les liquides qui recouvrent la plaie sont souvent le point de départ de la putridité, et que le pus qui, par sa présence, retarde la cicatrisation, est habituellement la cause principale des accidents. Il faut donc empêcher la formation de ces liquides et prévenir l'apparition du pus. Voyons, pour cela, quels soins on doit donner tout d'abord à une plaie.

La première indication qui se présente, quand une plaie vient de se produire, est d'arrêter l'hémorragie; la présence du sang sur les bords de la plaie empêche la cicatrisation, puis le sang épanché se décompose facilement, ce qui favorise la putridité et exerce une influence fâcheuse sur l'état du blessé. Je n'ai pas à entrer ici dans le détail des moyens employés pour arrêter les hémorragies; je n'ai en vue dans ce moment que le suintement plus ou moins abondant qui survient après que toutes les artères ont été liées et qu'il n'y a plus aucun jet. Eh bien! on pourrait badigeonner la plaie avec du perchlorure de fer étendu d'eau : on préviendrait alors le suintement qui a toujours lieu. Mais cet agent a un grand inconvénient, c'est de coaguler le sang. Le coagulum qu'il forme n'est pas organisable: il agit comme corps étranger. Cette manière de faire, en outre, donne à la plaie une couleur noirâtre très-préjudiciable aux soins consécutifs, surtout quand elle est profonde. Elle rend toutes les parties confuses. Le perchlorure de fer employé comme hémostatique n'est bon que lorsqu'on porte son action directement sur la lumière d'un très-petit vaisseau, et lorsqu'elle est bien limitée; sur un gros vaisseau, son action est le plus habituellement impuissante.

On pourrait employer dans le même but la liqueur iodo-tannique, dont le coagulum est passible d'une véritable organisation. Mais je laisse à l'expérience seule le soin de résoudre cette question d'opportunité. Le moyen le plus sûr encore à mes yeux est de tordre avec la pince tous les points qui donnent du sang, et d'arrêter le suintement au moyen de lotions froides et légèrement astringentes.

Une fois le sang arrêté, une autre question se présente, résolue d'une manière différente par les chirurgiens. Faut-il réunir les bords de la plaie pour obtenir une cicatrisation par première intention; ou bien faut-il laisser suppurer la plaie ?

L'expérience nous prouve que dans le nord de la France et dans les hôpitaux on ne peut espérer obtenir une réunion immédiate; qu'elle échoue le plus habituellement. Cependant des faits, — aussi isolés qu'on les suppose, — prouvent qu'elle est possible. On doit donc la tenter. Si on n'obtient pas une réunion complète, on obtient au moins une réunion partielle, ce qui diminue la surface de la membrane pyogénique, et, par contre, la quantité de pus. En diminuant la surface en suppuration et la quantité de pus, on diminue les chances des accidents consécutifs.

Restent les pansements, et ce n'est pas la partie la moins importante du traitement d'une plaie! La réussite d'une opération ne tient pas seulement à l'habileté de l'opérateur; elle tient aussi, et j'ose dire *surtout*, aux soins consécutifs.

Il est d'usage d'appliquer un linge fenêtré enduit de cérat, sur lequel on met de la charpie, puis des compresses de linge. Le tout est maintenu au moyen de tours de bandes. Voilà le pansement simple.

Voyons quelle est sa valeur.

Le cérat est un corps inerte; et, par ses propriétés, il est diamétralement opposé aux baumes et aux onguents que nos anciens appelaient *cicatrisants* et auxquels ils paraissaient avoir attaché une grande importance. Ce qui a fait la fortune du cérat, c'est la doctrine de Broussais, qui inspirait les plus grandes frayeurs de l'inflammation. C'est à cette époque aussi, et d'après les mêmes idées, qu'on a adopté dans la pratique, et de préférence, les liquides les plus doux. — Quels sont les avantages du cérat? Ils sont nuls. Il empêche l'adhésion des pièces de l'appareil à la plaie : voilà tout. Il n'a pas d'autres avantages. Il ne fait rien à la cicatrisation et n'exerce aucune influence sur les liquides sécrétés. Il n'empêche pas leur décomposition, et ne prévient pas, par conséquent, l'infection putride. Le plus souvent, il forme autour de la plaie une couche qui rancit et durcit : mélange de pus, d'épiderme et de corps gras. Les croûtes qui se forment empêchent les fonctions de la peau et sont souvent causes d'une irritation locale. Les produits de sécrétion se déposent sous elle ; et le cérat, qui par lui-même ne peut empêcher leur décomposition, facilite par le fait tous les accidents dont nous venons de parler.

Les anciens avaient exagéré la valeur de leurs baumes et de leurs onguents. Il est incontestable cependant que leurs panse-ments valaient mieux que les nôtres. Sans se rendre exactement compte du mode d'agir des substances balsamiques qu'ils em-ployaient, ils empêchaient la décomposition des liquides et préve-naient souvent l'infection putride.

A ce point de vue, je pense qu'il serait préférable de revenir à leur manière de faire et de ne laisser au cérat, dans la majorité des cas, que le rôle de véhicule. M. Bonnet, pendant longtemps, l'avait proscrit de sa pratique, ou, s'il s'en servait, c'était toujours mêlé à du sulfate de zinc ou à une substance analogue. M. Va-lette, en 1860, l'a proscrit également de son service à l'Hôtel-Dieu. Je cite ces deux maîtres, parce que je les ai suivis en qua-lité de chef de clinique. Je ne sache pas qu'ils aient regretté un seul instant d'avoir quitté le sentier battu du pansement banal. M. Valette se servait, lui, de préférence, de la glycérine. Je suis encore peu fixé sur la valeur de cette substance ; mais tout me porte à croire qu'on peut en retirer de grands avantages dans les pansements.

Je base mes espérances sur les expériences de M. Demarquay.

La glycérine exerce sur le globule purulent une action réelle. Elle le dessèche, le resserre et finit par le détruire. Si donc ses propriétés sont telles, il est impossible qu'elle n'ait pas une in-fluence sur la cicatrisation. Elle modère la suppuration, et les plaies sont toujours d'un beau rouge. La glycérine est stimulante : elle est favorable, par conséquent, à la réparation. Mais ce qui me la fait préconiser ici, c'est qu'elle agit sur le pus et qu'elle est antiputride. J'ai remarqué, comme M. Demarquay, que les plaies qu'on panse avec la glycérine sont, moins souvent que les autres, compliquées d'érysipèle et de pourriture d'hôpital. Elle a, du reste, des avantages plus immédiats encore : elle ne se des-sèche pas. La peau qui entoure la plaie conserve une douce moi-teur et ne se couvre jamais de résidus, comme on l'observe dans les autres pansements.

Le cérat et la glycérine sont deux types et traduisent ici ma pensée. L'expérience que j'ai de la glycérine ne m'a pas converti peut-être assez pour que je la préfère à toute autre substance ex-clusivement; cela tient à ce qu'elle n'est pas toujours de bonne qua-

lité, et que dans les hôpitaux, trop de causes matérielles contre-
balancent la rigueur qu'on désire apporter aux expériences. A
coup sûr, cependant, la comparaison est en sa faveur, et, s'il me
fallait généraliser, je n'hésiterais jamais à dire que le cérat et
tous les autres corps qui lui ressemblent doivent céder le pas aux
corps analogues à la glycérine, qui agissent sur le pus et, par-
tant, préviennent la putridité.

§ V.

Presque tous les auteurs qui se sont occupés de la résorption
purulente la considèrent comme mortelle. Les rares guérisons
qu'on cite ne sont pas étayées sur des preuves suffisantes, et la
maladie elle-même peut-être révoquée en doute. Je partage aussi
cette opinion; mais on peut prévenir, le plus souvent, cette maladie, si on ne peut la guérir.

Il faut s'adresser pour cela, dès le principe, à la plaie et à l'état
général.

La suppuration est le point de départ du mal; donc en la modi-
fiant, on prévient les accidents qu'elle entraîne. Il faut mettre la
plaie à l'abri du contact de l'air, si cela se peut; et, dans le cas
contraire, renouveler fréquemment les pièces de l'appareil, laver
les surfaces en suppuration et donner une issue facile au pus,
en ouvrant largement le foyer. Il faut supprimer la suppuration
de mauvaise nature, arrêter, par conséquent, l'absorption des matières putrides en convertissant en escarres la membrane pyogénique et modifier de suite l'état des surfaces suppurantes.

L'économie a une tendance naturelle à se débarrasser des produits morbides qui pénètrent en elle; si donc on facilite le libre
exercice des fonctions, on facilite, par le fait, l'élimination de ces
principes. Quand un malade est sous l'influence de la résorption, il a de la fièvre. Elle doit être respectée, parce qu'elle sup-
plée à la calorification normale (Bonnet) qui lui fait défaut, et
parce qu'elle favorise l'élimination des principes septiques. Si la

résorption est si grave et habituellement mortelle, nous dit
M. Bonnet, c'est « parce qu'elle n'est pas neutralisée par une élimination suffisante. » Cela est si vrai, ajoute-t-il, « que le danger
commence, non lorsque l'absorption se fait, mais lorsque l'élimination s'arrête. » L'indication est alors formelle : il faut au malade
de la chaleur, des évacuations intestinales douces et des boissons
diaphorétiques.

§ VI.

Il n'est pas de remèdes qui n'aient été préconisés. Avant de
terminer, je vais apprécier, en quelques mots, ceux que les auteurs
ont le plus vantés.

Les purgatifs figurent en première ligne. I's ont produit, nous
disent les livres classiques, de bons résultats. Leur mode d'action
se comprend. Les maladies par infection portent leurs effets prin-
cipalement sur le tube intestinal. Après l'injection des substances
putrides dans les veines chez les animaux, s'il survient des selles
abondantes et fétides, souvent ils ne meurent pas. Voilà donc déjà
une preuve. MM. Castelnau et Ducrest ont prouvé plus encore,
puisque parmi les animaux chez lesquels ils avaient injecté du
mercure dans les veines, ceux qui avaient des déjections alvines
et qui urinaient abondamment étaient ceux qui se rétablissaient le
plus promptement. Ils ont, en outre, constaté d'une manière directe que le mercure qu'ils avaient injecté dans les veines était
expulsé en nature dans les selles (Vidal, p. 109). Quand ce ne serait que pour ces motifs, il faut avoir recours à ces moyens. Ils
rentrent, du reste, dans les idées que nous avons émises.

Les vomitifs ont une action analogue, mais moindre cependant, puisque leur action est plus limitée. Ils ont, à nos yeux,
un inconvénient énorme, qui est d'amener une perturbation dans
l'état général du blessé et de troubler ainsi les sécrétions natu-
relles, plutôt que de les favoriser. Ils ébranlent, en outre, très-
violemment le système nerveux : c'est un autre effet fâcheux qui

me les fait rejeter. Breschet et Sanson ont obtenu, disent-ils, des succès en employant l'émétique à haute dose. Cette méthode hyposthénisante me paraît un contre-sens.

L'oxyde blanc d'antimoine, le camphre, l'éther,.... etc., ont été vantés tour à tour. Je ne m'explique pas leur action, en tant que curative. Je comprends mieux celle de l'acétate d'ammoniaque et des autres excitants diffusibles; mais je ne leur accorde pas une bien grande confiance. Le sous-nitrate de bismuth est plus utile, mais comme désinfectant des selles seulement. M. Bonnet le conseillait à la dose de quinze, vingt et même trente grammes par jour. Cette dose, quoique élevée, n'a jamais occasionné, nous a-t-il dit souvent, des accidents. Il est donc bon de le maintenir dans la pratique.

Le sulfate de quinine ne fait rien, si ce n'est qu'il détruit la périodicité des frissons; et les antiseptiques que Ch. Dumas, de Montpellier, a tant vantés, n'ont pu obtenir le succès qu'il en attendait.

Si tous ces moyens ont eu de bons résultats, ils ont été bien exceptionnels et n'ont été observés que dans des circonstances particulières. Je ne les cite que pour mémoire, laissant au praticien le soin de contrôler leur inefficacité.

§ VII.

Ces remèdes ne représentent aucune idée et ne peuvent être conseillés d'une manière générale, si ce n'est empiriquement. La maladie dont nous venons de retracer les phases présente des caractères complexes, et ce n'est qu'en combattant tous ses éléments qu'on peut espérer lutter avec avantage contre elle.

C'est cette conviction qui m'a toujours guidé; et voici à l'appui un aperçu général des opérations que j'ai faites en ville depuis six ans, et à l'hôpital militaire, en 1859, pendant que j'étais chargé du service chirurgical.

Dans ce tableau, il n'est pas fait mention des opérations qui n'a-

mènent ordinairement pas la résorption purulente , telles que
celles qu'on pratique sur les yeux ; sur les organes génito-urinaires : lithotritie, dilatation des rétrécissements, injections vé-
sicales ; ni des entorses, des luxations, des fractures sim-
ples...... etc. Ces opérations n'ont pour nous aucun intérêt
dans ce travail. Je laisse aussi, à regret, la liste de 368 opérations de toute nature, faites par M. Barrier, où j'ai assisté comme
aide. J'ai bien donné des soins à un grand nombre de ces opérés,
mais je n'ai pas recueilli des notes assez exactes sur eux, et je
crains que mes souvenirs me fassent défaut. Je m'en tiens donc
à ma pratique personnelle.

Maladies gangréneuses.

Gangrène spontanée de la jambe à la suite d'une fièvre typhoïde ; un malade. Amputation de la cuisse au tiers inférieur.
Mort.

L'amputation a été décidée sur l'avis des médecins traitants,
réunis en consultation. La gangrène remontait jusqu'au milieu de
la jambe. L'amputation a été faite au tiers inférieur de la cuisse.
Le malade a succombé le jour même avant qu'aucun travail ait eu
le temps de se faire et aucun accident de se manifester.

Érysipèle phlegmoneux du bras ; deux malades. Cautérisations
au fer rouge. Guérison.

Contusions et plaies.

Plaies du tronc ; quatre malades. Guérison.

Plaies des membres ; vingt-quatre malades. Douze ont été cau-
térisés au fer rouge ou au chlorure de zinc. Guérison.

Plaies par armes à feu.

Fracture en étoile de l'omoplate, avec plaie ; deux malades. Extraction des esquilles. Guérison.

Plaie du moignon de l'épaule ; un malade. L'épaule a été traversée par une balle. Guérison.

Plaies pénétrantes de la poitrine ; deux malades. Extraction des
esquilles. Guérison.

Chez un de ces malades la plaie était le résultat d'un suicide. La balle a passé un peu au-dessous de la clavicule gauche et est ressortie au-dessus de l'épine de l'omoplate, qui a été fracturée en étoile. En portant le doigt dans chaque ouverture, on sentait crépiter le poumon.

Plaies de la cuisse; cinq malades. Ces cinq malades ont eu la cuisse traversée de part en part par une balle. Guérison.

Plaie du pouce; un malade. Dénudation des phalanges, fracture. Amputation Guérison.

Plaies par armes blanches.

Plaie de la fesse produite par une baïonnette. Il s'est formé un trajet fistuleux allant du grand trochanter jusque dans le rectum. Vaste abcès de la cuisse; un malade. Cautérisation au moyen d'un séton de chlorure de zinc ; incision de l'abcès. Guérison.

Plaies de l'avant-bras, suites de coup d'épée ou de fleuret chez quatre malades. Guérison.

Il y a eu chez ces quatre malades une atrophie musculaire consécutive.

Maladies de l'appareil auditif.

Arrachement de l'oreille; un malade. Ce malade, dans l'état d'ivresse, a roulé le long de la digue du Rhône jusque sur les rochers qui bordent le fleuve. Il s'est fait plusieurs plaies de tête, s'est fracturé le temporal et s'est coupé l'oreille. Quand il est entré à l'hôpital, toute l'oreille externe était détachée et pendait, soutenue seulement par le lobule. Je l'ai suturée et cela a réussi. Guérison.

Tumeurs diverses.

Goîtres cystiques; quatre malades. Opérés un par le séton, un par injection iodée, deux par la cautérisation. Guérison.

Maladies des bourses muqueuses.

Kystes des tendons extenseurs des orteils ; un malade. Injection iodée. Guérison.

Hygromas du genou ; quatre malades. Trois traités par la cautérisation, un par l'injection iodée. Guérison.

Maladies des os.

Carie des phalanges ; deux malades. Résection. Guérison.

Carie du tibia ; un malade. Cautérisation au fer rouge. Guérison.

Carie du péroné ; un malade. Débridement, rugination de l'os, cautérisation. Guérison.

Carie des côtes ; deux malades. Débridement et cautérisation au fer rouge. Guérison.

Carie du sacrum ; deux malades. Débridement et cautérisation au fer rouge. Guérison.

Écrasement des doigts ; trois malades. Amputation. Guérison.

Un voltigeur de la garde, logé sur le sommet d'un wagon allant à toute vitesse, a été surpris par une poutre transversale au niveau d'un pont. Le choc l'a renversé sur la voie et de là dans le Rhône. Quand on l'a apporté à l'hôpital, nous avons trouvé :

Apoplexie oculaire, paralysie du deltoïde, fracture et enfoncement de trois côtes, plaies de tête, fracture du pariétal, épanchement sanguin au sacrum, fracture du bassin. Ce malade a guéri sans accidents.

Maladies des ganglions lymphatiques.

Adénites fongueuses ; vingt-deux malades. Cautérisation. Guérison.

Phlegmons et abcès.

Phlegmons et abcès chauds :
— de la tête et du tronc ; douze malades. Incision. Guérison.

Abcès de la fosse iliaque; deux malades. Cautérisation. Un a guéri; l'autre mort.

— des membres supérieurs; dix-neuf malades. Incision. Guérison.

— des membres inférieurs; vingt et un malades. Incision. Vingt guérisons; un mort.

Éruption furonculeuse; quatre malades. Incision. Guérison.

Abcès froids; deux malades. Cautérisation. Guérison.

Les deux malades qui ont succombé avaient: l'un, un abcès profond de la cuisse; l'autre, un abcès de la fosse iliaque. Ils n'ont présenté aucun symptôme de résorption putride ou purulente. Ils ont succombé à l'épuisement occasionné par une suppuration abondante. Tous deux revenaient d'Italie, épuisés déjà par les fatigues et les privations. Tous les ressorts ont fait défaut: il n'y a eu aucune réaction.

Maladies des organes génito-urinaires.

Phimosis; deux malades. Incision. Guérison.

Plaie contuse de la verge; deux malades. Guérison.

Plaie avec arrachement de la peau de la verge; un malade. Suture. Guérison.

Chancre gangréneux du gland; un malade. Cautérisation. Guérison.

Rétrécissement de l'urètre; deux malades. Incision. Guérison.

Hydrocèle enkystée du cordon; un malade. Injection iodée. Guérison.

Hydrocèle vaginale; trois malades. Injection iodée, Guérison.

Hématocèle; un malade. Incision. Guérison.

Maladies de l'anus et du rectum.

Tumeurs hémorroïdales; cinq malades. Deux ont été traités par l'écrasement linéaire, trois par la cautérisation. Guérison.

Fistules à l'anus; sept malades. Incision. Guérison.

Abcès à l'anus; un malade. Incision. Guérison.

Rétrécissement du rectum; un malade. Incision et dilatation. Guérison.

Maladies de la région sus-diaphragmatique
de l'appareil digestif.

Abcès des gencives; deux malades. Incision. Guérison.
Ablation des amygdales; quatre malades. Excision au bistouri.
Guérison.
Abcès du voile du palais; un malade. Incision. Guérison.
Abcès rétro-pharyngien; un malade. Incision. Guérison.

Maladies des articulations.

Corps étrangers du genou; deux malades. Extraction. Guérison.
L'opération a été faite en deux fois chez ces deux malades.
Dans la première opération, les corps étrangers ont été délogés et
poussés dans le tissu cellulaire, le plus loin possible de l'articula-
tion, au moyen d'une section sous-cutanée. Quinze jours après le
corps étranger a été extrait directement.

———————

Voici, maintenant, la liste des opérations principales que j'ai
faites en ville :
Anthrax ; deux malades. Incision multiple et cautérisation. Une
guérison ; une mort.
Le malade, mort, âgé de soixante-deux ans, a succombé à un
affaiblissement considérable, résultat de son âge et de sa ma-
ladie.
Plaie contuse de la jambe; un malade. Dénudation du tibia dans
toute son étendue ; gangrène de la peau. Cautérisation. Gué-
rison.
Abcès du testicule; trois malades. Incision. Guérison.
Abcès de l'anus; un malade. Incision. Guérison.
Abcès profond du cou ; un malade. Incision. Guérison.
Je n'énumère pas ici les abcès superficiels et peu étendus qui

sont si fréquents dans la pratique et auxquels on est accoutumé à attacher peu d'importance.

Fistules à l'anus ; six malades. Incision. Guérison.

Fissure à l'anus ; deux malades. Dilatation forcée et déchirure chez l'un, incision du sphincter chez l'autre. Guérison.

Tumeur des grandes lèvres ; une malade. Extirpation. Guérison.

Rétrécissement de l'urètre ; dix malades. Urètrotomie interne dans quatre cas ; urètrotomie externe dans six. Guérison.

Valvule vésicale de Mercier ; trois malades. Incision. Guérison.

Hydrocèle vaginale ; trois malades. Injection iodée dans deux cas ; incision dans l'autre. Guérison.

Trajets fistuleux musculaires ; deux malades. Incision et cautérisation. Guérison.

Hernie étranglée ; deux malades. Débridement simple dans un cas ; débridement et cautérisation du sac dans l'autre. Guérison.

Tumeur sanguine de la main ; un malade. Cautérisation. Guérison.

Tumeur blanche du genou ; un malade. Cautérisation. Guérison.

Nécroses :

— de la première phalange du petit doigt de pied ; un malade. Résection. Guérison.

— de la première phalange de l'annulaire de la main ; un malade. Résection. Guérison.

Écrasement du doigt indicateur ; un malade. Amputation. Guérison.

Cancer du sein ; neuf malades. Amputation. Guérison de six ; mort de trois par récidive.

Cancer de l'utérus ; deux malades. Cautérisation. Guérison de l'une.

L'autre est morte de la récidive et des progrès du mal.

Cancers de la jambe ; deux malades. Excision et cautérisation. Guérison de l'un.

L'autre est mort des progrès du mal.

Cancroïde de la lèvre inférieure ; un malade. Excision. Guérison.

Total : deux cent quarante-quatre malades ; deux cent trente-cinq guérisons ; neuf morts.

En résumé, sur 244 malades affectés de lésions traumatiques

pouvant donner lieu à une infection purulente, j'ai pratiqué 217 opérations ; — 9 malades seulement ont succombé ; 5 à une récidive cancéreuse ; 3 à une suppuration abondante et 1 aux conséquences d'une fièvre typhoïde qui avait amené la gangrène à la jambe et nécessité l'amputation de la cuisse.

Je n'ai pas à entrer ici dans le détail des accidents qui sont survenus dans le temps qui a séparé l'opération de la guérison. Il m'est impossible aussi de diviser toutes mes notes en catégories suffisantes pour donner le résultat définitif des opérations avec toutes les nuances qu'exige une statistique ; ce serait entrer dans des détails à l'infini que ne comporte pas le tableau que je donne ici. Qu'il me suffise de dire qu'aucun n'a présenté des symptômes d'infection putride, et que pas un n'a succombé à l'infection purulente.

CONCLUSIONS.

Les plaies sont modifiées d'une manière différente par l'état général du blessé et par les circonstances extérieures qui l'entourent. — La cicatrisation est sous la dépendance immédiate de cette modification.

La résorption purulente peut survenir brusquement sans qu'une manifestation préalable du côté de la plaie nous ait prévenu du danger. — Elle a sa cause essentielle dans l'état général du blessé. — On l'observe surtout quand le malade est débilité ou dans de mauvaises conditions hygiéniques.

Nous sommes le plus habituellement impuissants contre cette maladie.

La résorption putride est plus fréquente et plus importante à connaître. — Son point de départ est dans la plaie : — les liquides qui la baignent sont les poisons qui l'occasionnent. — On voit son début et on suit sa marche. On peut la prévenir et la guérir dans sa première période.

Cette seconde forme d'infection engendre souvent la première.

Les plaies se compliquent plus ou moins facilement de résorption, selon l'opération ou l'accident qui les a produites.

La cautérisation est, de toutes les méthodes opératoires, celle qui y prédispose le moins.

Pour prévenir cette complication dans les cas ordinaires, il faut autant que possible empêcher, ou tout au moins diminuer la formation du pus — et faire des pansements avec des substances qui en modifient les propriétés chimiques. — Le cérat et les corps purement gras n'ont aucune propriété antiputride et ne font souvent que de mauvais pansements.

Quand la suppuration est de mauvaise nature, et surtout si l'état général est malade, il faut la supprimer en convertissant en escarres la membrane pyagénique. — On tarit ainsi la source de l'infection.

On favorise l'élimination des principes septiques déjà absorbés en tenant le malade dans une douce chaleur et en lui administrant des boissons diaphorétiques et des laxatifs légers.

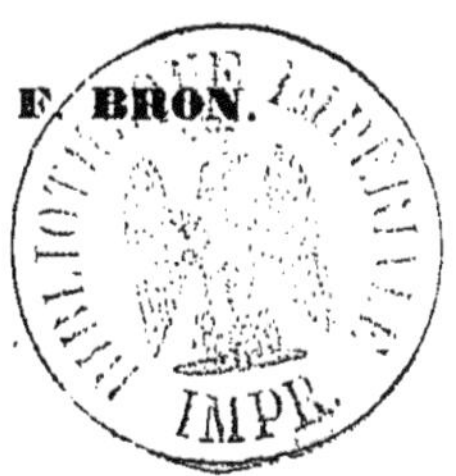